Td 62 131

NOTICE

SUR LA

FIÈVRE TYPHOIDE

(RÉMITTENTE VERMINEUSE)

Qui a régné dans les environs de Cusset pendant
l'automne 1859

PAR

L.-P. LORUT

MÉDECIN CANTONAL, ANCIEN INTERNE DES HOPITAUX DE PARIS,
INSPECTEUR-ADJ[t] DES EAUX DE SAINT-ALBAN, MEMBRE
DE LA SOCIÉTÉ BOTANIQUE DE FRANCE.

1859.

Cusset, imprimerie de Mme Jourdain.

A MON ONCLE.

Dear for ever !

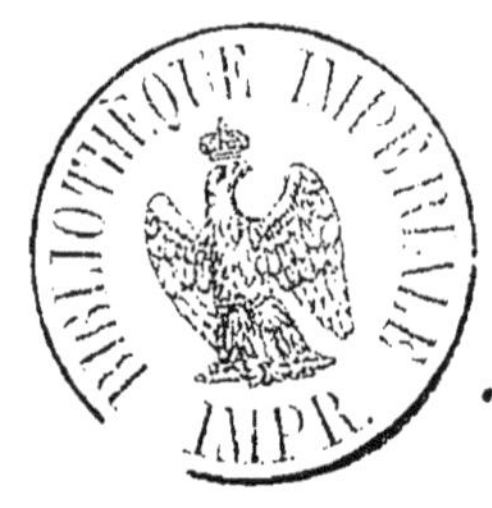

Grâce au privilége qu'a la pensée de faire de longs voyages , quand le corps reste enchaîné au logis , la mienne est toujours avec vous.

Je n'oublierai jamais que vous m'avez prodigué moyens et conseils, et que mon émulation a toujours procédé du désir de me montrer reconnaissant de vos bontés.

1860

NOTICE

SUR LA

FIÈVRE TYPHOIDE

(RÉMITTENTE VERMINEUSE)

Qui a régné dans les environs de Cusset pendant l'automne 1859

PAR

L.-P. LORUT

MÉDECIN CANTONAL, ANCIEN INTERNE DES HOPITAUX DE PARIS, INSPECTEUR-ADJ[t] DES EAUX DE SAINT-ALBAN, MEMBRE DE LA SOCIÉTÉ BOTANIQUE DE FRANCE.

A l'exemple des astronomes qui, par l'exacte comparaison des observations faites en divers temps sur le mouvement des astres, sont parvenus à déterminer leur cours et leur position respective, les médecins, pour que leur science puisse acquérir une certitude parfaite, doivent non-seulement observer avec attention tout ce qui a rapport à la production, à la marche et au traitement des maladies, mais encore consigner le résultat de leurs recherches. Il n'est si petite pierre qui ne puisse concourir à la production d'un grand édifice, et les matériaux les plus minimes ne doivent pas être négligés s'ils peuvent avoir la moindre utilité.

Quelqu'impuissant que l'on se sente, on ne doit pas se laisser arrêter par la crainte de mal faire ; ce serait une faiblesse de plus. Les esprits droits tiennent toujours compte de la bonne volonté, et si l'on apporte à la ruche sa part de butin, l'on saura toujours séparer le miel de la cire.

Soutenu par cette espérance, j'ose encore, quoique parfaitement inhabile, reprendre la plume pour consigner le résultat de mes observations sur la fièvre typhoïde qui règne dans notre pays, depuis le commencement de cet automne, en y constituant une véritable épidémie. Heureux si je puis éclairer certains points de son histoire ; j'ai surtout pour but de lui assigner le traitement le plus rationnel.

Le nombre des malades soumis à mon observation a été de quarante, disséminés dans plusieurs communes du canton de Cusset et dans quelques-unes de celui d'Escurolles (Vandat, Lourdi, Champoux).

En jetant un coup d'œil d'ensemble sur tous ces faits, je suis frappé de la similitude qu'ils présentent, sauf, toutefois, de légères différences dans l'intensité des symptômes, dans la durée de la maladie. L'histoire d'un seul, prise au hasard, peut donc servir de type et devient celle de tous ; en un mot le génie épidémique a été identique dans les diverses localités quoiqu'assez éloignées les unes des autres.

Ce fait, au premier abord, semble indiquer l'existence d'une cause générale agissant à la fois sur un grand nombre d'individus ; mais il est difficile, pour ne pas dire impossible, de déterminer quel est son mode d'action.

L'examen topographique, attentivement fait, m'a, en quelque sorte, démontré que tous les lieux où s'est déclarée la maladie, avaient ce caractère commun, d'être soumis à des exhalaisons miasmatiques, provenant de matières végétales décomposées dans de l'eau stagnante.

Avant de passer outre, je dois répondre à l'objection de certains auteurs qui prétendent que les individus soumis aux émanations marématiques résistent toujours à l'action des causes de la fièvre typhoïde.

M. Boudin a défendu avec beaucoup de talent l'antagonisme entre les fièvres paludéennes et la dothinentérie, mais malgré les preuves nombreuses qu'il a accumulées en faveur de sa théorie, elle n'a aujourd'hui qu'un très-petit nombre de partisans.

Déjà avant lui plusieurs auteurs, Gianini, entre autres, dans son traité des fièvres, avaient prétendu que les miasmes marécageux, étant toujours les mêmes, devaient produire une seule espèce de maladie remarquable par la périodicité de ses symptômes.

Il n'est pas difficile aujourd'hui, grâce à la richesse

de nos recueils d'observations, de prouver combien souvent ces assertions sont démenties par les faits. De tous côtés fourmillent les preuves ; nous n'avons que l'embarras du choix.

Sans invoquer le témoignage des premiers fondateurs de notre science; Hippocrate et Galien, qui attribuaient l'origine des fièvres malignes aux exhalaisons terrestres et aux viciations athmosphériques, tirons nos citations d'auteurs plus modernes.

Nicolas Massa attribua les maladies pestilentielles, qui, de temps à autre, dépeuplaient Venise, aux exhalaisons provenant des canaux qui forment les rues de la ville.

Andréa Gratiolo affirma le même fait.

Rosinus Lentilius rapporte que Stuttgard fut sujette à une épidémie de fièvres pestilentielles causées par un seul étang situé près de la ville.

C'est assez de preuves tirées de nos archives ; l'expérience de ce qui a lieu dans les localités voisines de notre ville nous force de battre en brèche la théorie de M. Boudin et d'adopter une opinion contraire à la sienne.

La petite commune d'Abrest ne vient-elle pas d'être en même temps envahie par des dyssenteries nombreuses, beaucoup de fièvres typhoïdes et de fièvres d'accès, et ne trouvons-nous pas à chaque instant la reproduction du même tableau dans bien des localités que nous visitons.

La même cause produit donc des maladies différentes,

et si tous les sujets ne sont pas en pareil cas affectés de la même manière, cela doit tenir aux différences d'âge, de sexe, de tempérament, de prédisposition, de régime, etc.

Il est facile d'expliquer convenablement ce résultat.

Tel, en effet, use d'une nourriture substantielle, habite une maison saine, aérée, etc., qui, par cette observance des règles hygiéniques, résiste à l'action des causes morbifiques. Tel autre, placé dans des conditions moins favorables, devra subir leur influence dans toute sa puissance. La santé du premier pourra donc ne subir que des dérangements légers, pendant que celle du second, peu à peu détériorée et languissante, sera plus gravement compromise.

Le premier pourra ne ressentir que de légers accès de fièvres intermittentes, tandis que le second sera facilement atteint par des fièvres continues du caractère le plus grave.

Quand on rencontre sur le même point et à la même époque : fièvres réglées, dyssenteries, fièvres typhoïdes, il n'est pas déraisonnable de penser que ces affections se tiennent par un lien commun qui les rattache à une même cause productrice.

Là ne se borne pas l'analogie qu'elles ont entre elles. car il suffit d'une consciencieuse observation pour se convaincre que souvent elles font diverses échanges de symptômes, se travestissent l'une par l'autre, formant pour ainsi dire des types mixtes qui participent à la forme extérieure de chacune.

C'est ainsi que la fièvre typhoïde débute souvent par de véritables accès, et que lors même qu'elle devient continue après quelques jours, ce n'est pas d'une manière égale, mais en présentant des exacerbations régulières qui la font ressembler à une fièvre rémittente.

D'autre part les dyssenteries revêtent souvent le caractère typhoïde et sont, en pareil cas, presque toujours mortelles.

Cette duplicité de forme ne doit pas du reste nous étonner, car chacun sait que dans la nature il n'est pas d'espèce absolument simple, mais chaque espèce participe de plusieurs autres et semble en être composée. Il en est de même en pathologie où rien n'est simple que dans les livres.

MM. Masselot et Follet ont, dans une relation d'épidémie qu'ils ont observée à Versailles, signalé aussi l'identité de la cause des fièvres intermittentes et des dyssenteries, mais ils n'ont nullement fait mention de la fièvre typhoïde.

Montrons à quels titres les lieux où nous avons observé méritent la qualification d'endroits marécageux et rappelons d'abord que les marais sont de deux sortes, les uns naturels et permanents, les autres momentanés et factices. A cette dernière classe se rattachent certains égouts dans les villes ; les creux de fumier, les routoirs, les mares dans les villages, etc.

Ce ne sera point une étude inutile de rechercher quelles causes ont présidé à l'épidémie d'Abrest, bien que la description que je fais de la fièvre typhoïde ne se rapporte que très-peu aux malades de cette localité.

Abrest se trouve situé sur la rive droite de l'Allier, à quelque élévation de son niveau ; le village est en amphithéâtre sur une pente qui se termine assez brusquement et dont l'exposition est occidentale. Abrité du côté du levant par des collines peu élevées, il est presqu'à découvert de tous les autres côtés.

Entre les maisons et la rivière se trouve un vaste terrain dit d'alluvion qui est, dans les grandes eaux, facilement inondé.

Au sud-ouest du village, du côté d'Hauterive, existe une large et longue boire sans communication avec la rivière, dont les bords sont garnis de nombreux arbres, saules et peupliers.

Son fond est littéralement tapissé de plantes aquatiques annuelles qui s'y putréfient après une macération plus ou moins longue. Au mois de juin, sous l'influence des chaleurs de l'été prolongées sans pluie, le niveau de l'eau s'étant considérablement abaissé, certaines parties du fond se sont trouvées découvertes et ont produit des émanations qui ont été facilement poussées du côté du village par le vent sud-ouest qui règne le plus souvent.

Les habitants avaient en quelque sorte la conscience de ces émanations, car plusieurs m'ont déclaré qu'à cette époque l'odeur marécageuse était très-appréciable.

J'ai pu moi-même au mois de septembre recueillir de grandes quantités d'hydrogène protocarboné (gaz des marais), ce qui ne m'a laissé aucun doute sur les altérations subies par cet amas d'eau.

C'est au moment des plus fortes chaleurs qu'a débuté

l'épidémie dont le règne a duré jusqu'à la fin de septembre, époque à laquelle l'eau des pluies a pu élever le niveau de la boire, et l'abaissement de la température a rendu les émanations moins denses.

Un petit village de cinq ou six maisons, placé très-près, mais ne se trouvant pas dans la direction du vent, n'a eu aucun malade.

Hauterive, situé très-près de là, n'a eu à subir de l'amas d'eau aucune influence fâcheuse, cela tint, à mon avis, d'abord à la direction du vent qui poussait les miasmes à l'opposé de cette commune, et puis à ce que, entre elle et la mare, le courant d'air qui suit le cours de l'Allier, forme une sorte d'écran que des miasmes sans consistance ne pouvaient facilement pénétrer.

Ce ne sont pas là du reste les seules causes d'infection pour Abrest; les habitants, peu soigneux, négligent les soins de propreté. Les urines des bestiaux s'accumulent dans des creux placés devant les maisons, où séjournent aussi tous les produits du nettoyage des écuries.

Les maisons sont petites, mal aérées, fort humides et peu exposées aux rayons du soleil.

L'année dernière une grêle ravagea la commune et les habitants furent, par ce sinistre, privés d'une grande partie de leurs ressources. C'est surtout pendant l'été qui vient de s'écouler que s'est fait sentir la pénurie qui en est résulté, et à cette époque, je ne doute pas qu'une grande partie des habitants aient été soumis à n'avoir qu'une nourriture insuffisante et de mauvaise qualité, à la privation presque complète du vin, boisson dont l'usage ne laisse pas de donner à l'économie de celui qui en fait un sage emploi, plus de résistance aux actions morbifiques.

En outre, il est de notoriété publique que cette année les fruits ont été généralement gâtés, qu'ils contenaient des vers parasites altérant plus ou moins leurs propriétés alibiles.

Enfin faisons entrer en ligne de compte le fâcheux état moral, compagnon inséparable de cette gêne, et nous aurons formé une liste assez complète des causes efficientes qui ont présidé au développement de l'épidémie.

Lourdi et Vendat se trouvent loin de l'Allier, mais l'examen de ces lieux nous a révélé l'existence de circonstances qui les placent dans des conditions analogues à celles que présentent les localités riveraines, considérées comme marécageuses.

On y trouve en effet un sous-sol, composé d'une couche considérable d'argile plastique, qui s'oppose complètement à l'infiltration des eaux pluviales.

Si la couche supérieure est fréquemment mouillée par les eaux pluviales, elle conserve longtemps son humidité ; les matières végétales qu'elle contient se putréfient rapidement ; elle joue alors le rôle d'un véritable marais dégageant des émanations remarquables par leur activité. Ce fait a été parfaitement observé et mis en lumière par M. Villermé (annales d'hygiène).

Il existe dans ces villages et aux environs, de véritables mares assez étendues dont le sous-sol, continuation des couches voisines, est aussi argilo-plastique. L'influence pernicieuse de ces creux d'eau m'a semblé démontrée par ce fait, que presque tous les sujets atteints ont été ceux dont les habitations en étaient le plus rapprochées.

Rien n'est malsain, pour une population, comme l'existence dans son centre ou à sa proximité de ces amas d'eau stagnante, étangs, mares, etc. Dans leur meilleure condition d'existence par rapport à l'hygiène, c'est-à-dire quand ils sont profonds et peu vaseux, ils entretiennent, dans la localité, l'air humide et froid et concourent à la production d'affections catarrhales et rhumatismales ; mais quand leur fond, par le dépôt successif de matières végétales et animales putréfiées, s'est rapproché de la surface, que l'évaporation tend encore à abaisser ; quand enfin certaines portions en demeurent découvertes pendant les grandes chaleurs, c'est alors qu'ils jouent le rôle d'un véritable agent destructeur.

Malheureusement ces étangs, ces mares sont souvent les instruments d'industries particulières (à Lourdi par exemple), et il est difficile de les détruire. Il faut alors obvier le plus possible aux inconvénients qui peuvent en résulter, en pratiquant de fréquents curages.

Description des symptômes de la maladie.

Après ces quelques considérations étiologiques qui ne regardent que les causes essentielles, je vais donner la description de la maladie ; je ne me contenterai pas d'en faire une simple esquisse, mais prenant chaque appareil en particulier, je décrirai les symptômes qu'il a présenté, les variations que ceux-ci ont subies chez les différents malades.

1° PRODROMES.

Je n'ai rencontré aucun cas où l'invasion de la maladie ait été subite. Interrogés avec soin, tous mes malades m'ont déclaré qu'ils avaient éprouvé divers malaises dont ils faisaient remonter la manifestation à quinze ou vingt jours. Ces malaises consistaient en une diminution d'appétit, de l'amertume de la bouche, quelques nausées, des coliques vagues, et dans le plus grand nombre des cas, de la diarrhée durant vingt-quatre ou quarante-huit heures.

A ces symptômes gastriques se joignaient une langueur générale, plus de sensibilité au froid, des palpitations et une céphalalgie passagère. Déjà avant de ressentir ces prodromes, ils étaient depuis quelque temps languissants, moins ardents au travail ; en un mot, subissaient les effets d'une altération obscure et furtive, indéfinissable, minant sourdement leur constitution.

2° DÉBUT.

Certains sujets, au début de la maladie, ont éprouvé un violent frisson avec claquement de dents, une céphalalgie frontale avec élancements dans les tempes. La peau offrait une chaleur vive et mordicante qui succéda au frisson. Les pommettes étaient rouges, injectées, les yeux brillants. Soif ardente, langue et bouche sèches, haleine fétide, efforts de vomissements amenant une petite quantité de bile épaisse, légères coliques, borborygmes fréquents, tels étaient les symptômes présentés par les premières voies. Ajoutons à cela des douleurs contusives dans les membres supérieurs et inférieurs, et nous aurons le tableau exact de cette forme de début.

Ainsi déclarée, la maladie marchait sans interruption.

D'autres malades ont eu de véritables accès de fièvre intermittente à type tierce, et ce n'est qu'après un certain nombre d'interruptions pendant lesquelles persistait la faiblesse et la céphalalgie, que le mouvement fébrile devenait continu.

3° PÉRIODE D'ÉTAT.

Pour décrire plus complètement ce qui a rapport à cette période et n'omettre aucun détail, je vais prendre chaque appareil en particulier : voyons d'abord *l'habitus exterior*.

Les sujets étaient en général languissamment couchés sur le dos, position en quelque sorte permanente, le malade n'en changeant point s'il n'y était vivement sollicité. Les traits exprimaient la torpeur, les yeux étaient vifs, brillants et la peau du visage injectée.

La pâleur matte et la rougeur violacée y étaient alternatives et s'y succédaient rapidement, et il n'était pas rare de trouver l'une des pommettes foncée en couleur et l'autre complètement décolorée.

L'intelligence était obtuse et les réponses aux questions que l'on faisait étaient lentes et courtes comme si la phonation eut été très-fatigante.

4° APPAREIL DIGESTIF.

Le plus souvent les lèvres étaient rouges, gonflées et fendillées, et les dents recouvertes de mucus opaque, qui, à un certain degré de la maladie, constituait de véritables croûtes brunâtres très-adhérentes et comme incrustées dans l'émail.

La langue était recouverte d'un enduit jaune, sale, épais, qui, de la base, s'avançait sous la forme de deux bandes, du côté de la pointe, rouge, collante aux doigts et à papilles saillantes.

Le fond de la gorge présentait un état de sécheresse remarquable, et des mucosités épaisses tapissaient la paroi postérieure du pharynx. Les narines sèches pulvérulentes étaient remplies de croûtes sanguinolentes.

De tous ces symptômes, les plus importants pour le diagnostic, furent ceux que présentait la langue. Voyons quels changements s'opéraient dans l'aspect de cet organe pendant les phases successives de la maladie.

Cette marche me semblant la meilleure à suivre pour bien faire sentir l'évolution des symptômes, nous la suivrons pour les principaux d'entre eux.

Dans le plus grand nombre des cas la langue resta humide, jaune à sa base et rouge à sa pointe ; chez trois sujets seulement elle devint sèche et se recouvrit de fuliginosités. Chez une jeune femme de 25 ans, dont la maladie arriva au cinquième jour à la plus grande gravité, la langue à la même époque présenta les caractères ci-dessus décrits ; puis à la suite d'une amélioration marquée, survenue vers le vingtième jour, elle devint humide et se nettoya, mais trois jours après la fièvre ayant redoublé, la langue reprit son aspect et la malade succomba peu de jours après.

Chez un autre sujet l'aspect noirâtre coïncida avec un état fort grave qui se termina aussi funestement.

La langue est en quelque sorte le thermomètre du médecin et lui fournit les moyens d'apprécier avec justesse l'état de son malade. D'après elle, il reconnaît la gravité des symptômes, surprend leur amélioration et constate facilement quand ils s'exaspèrent. C'est pour ainsi dire une sentinelle avancée, placée pour avertir des opérations de l'ennemi, de ses progrès ou de sa retraite.

Du côté de l'estomac les malades ont ressenti quelques douleurs dont le siége était à la fourchette du sternum et qui étaient exaspérées par la pression.

Trente-deux sujets ont eu dans les cinq premiers jours des vomissements bilieux accompagnés d'efforts violents, de nausées très-fatigantes. Tous ont rendu des vers lombrics vivants en plus ou moins grand nombre. Les autres n'ont eu que des nausées sans vomissements.

Les premiers ont tous présenté un état particulier de la pupille dont j'ai rapporté la cause à la présence, dans le tube digestif, des ascarides lombricoïdes. Cet état consistait en une dilatation assez considérable pour frapper au premier abord; l'iris semblait avoir perdu sa faculté contractile et ne se resserrait qu'à un faible degré sous l'influence de la lumière.

Il n'est pas possible dans l'état actuel de nos connaissance de décider si les fièvres malignes provoquent la génération des vers dans le tube digestif, ou bien si ceux-ci sont la cause de la fièvre. *Adhuc sub judice lis est.* Je ne suivrai pas les auteurs sur le terrain de cette discussion, ne pouvant faire pencher la balance d'un côté ou de l'autre. Toutefois, je pense que l'on peut, sans déraison, incliner vers l'opinion de ceux qui croient les vers préalablement engendrés par une cause quelconque, et la fièvre dépendante de l'irritation qu'ils provoquent.

Dans quelque sens que l'on considère ces rapports de cause à effet, la présence des ascarides a joué un très-grand rôle dans l'épidémie que je décris, et lui a, en quelque sorte, imprimé un cachet particulier.

Dans presque tous les cas, j'ai été témoin de l'amélioration notable survenue à la suite de leur expulsion naturelle ou provoquée.

Citons un exemple de ce résultat :

Le 27 novembre, je fus appelé auprès d'un petit malade âgé de 11 ans, le jeune B.... de Vendat. Je le trouvai alité et j'observai chez lui tous les symptômes d'une fièvre typhoïde arrivée au huitième jour. Les prodromes de la maladie remontaient à une quinzaine de jours. Le père me dit que la veille, l'enfant avait rendu par les selles deux vers très-longs. Remarquant une dilatation assez grande de la pupille, je soupçonnai qu'il existait encore quelques-uns de ces entozoaires dans les intestins, et j'administrai au malade dix centigramme de tartre stibié et vingt grammes de sulfate de soude dans un litre de bouillon d'herbes.

Le surlendemain, on vint m'apporter des nouvelles, et j'appris que l'enfant avait vomi une grande quantité de bile épaisse, et en même temps, quatre vers lombrics vivants. Cette expulsion avait été le signal d'une amélioration marquée. La céphalalgie qui tourmentait le petit malade s'était appaisée ; le ventre avait perdu son tympanysme et la fièvre était devenue beaucoup moins intense.

Reprenons maintenant la description des symptômes et voyons ceux qu'a présentés la région abdominale.

Chez tous les sujets, l'abdomen se météorisa vers le début de la maladie et la percussion révéla un son tympanique, d'autant plus marqué, qu'on la pratiqua plus près de la région ombilicale.

Chez cinq sujets seulement exista une douleur vive, spontanée; au niveau de la fosse iliaque droite, s'irradiant de là vers l'hypocondre. Tous les autres n'eurent que des douleurs passagères de faible intensité.

Il est bon, toutefois, de dire que la pression exercée au niveau du cœcum, fut plus ou moins douloureuse chez tous les sujets.

Le gargouillement de la fosse iliaque droite, causé par le mélange dans l'intestin de matières liquides et gazeuses, a été un symptôme constant mais variable.

Je n'ai trouvé dans un aucun cas la région splénique plus sensible que dans l'état normal, bien que chez dix de mes malades, la percussion m'ait révélé un accroissement dans les diamètres de cet organe.

Toutefois, comme les sujets chez lesquels j'ai constaté ce symptôme avaient eu, dans leur vie, un assez grand nombre d'accès de fièvre intermittente, je restai indécis, s'il fallait regarder cette hypertrophie comme récente et occasionnée par la fièvre typhoïde, ou faire remonter sa production aux accès périodiques antérieurement subis.

Tous les sujets se plaignirent de borborygmes fréquents, qui, en général, précédèrent l'expulsion des matières intestinales.

Tous également ont eu de la diarrhée; mais ce symptôme m'a présenté beaucoup de variété.

Quinze sujets l'ont eue dès le début de la maladie, et conservée pendant toute sa durée. Ils avaient de deux à cinq selles par jour.

Chez le plus grand nombre, les matières ne sont devenues liquides qu'à la suite de l'administration des purgatifs, et ont conservé cette consistance jusqu'à la convalescence.

Chez une jeune femme de Lourdi, qui ressentit les premiers symptômes de la maladie cinq jours avant d'accoucher, les selles furent en grand nombre et involontaires. La malade allait sous elle sans presque s'en apercevoir.

Chez une autre jeune femme, du vingt au vingt-cinquième jour les matières continrent une assez grande quantité de sang noirâtre et en caillots.

Circulation.

A. POULS.

Les battements du pouls furent généralement précipités, s'élevant au moins à 100 par minutes et dans 12 cas à 120.

Ce nombre du reste était très-variable et dépendait de plusieurs circonstances. D'abord, du moment de la journée où l'on examinait le malade, ensuite de l'état de son moral, celui-ci pouvant éprouver des dépressions et des relèvements alternatifs qui avaient une influence marquée sur la circulation.

Au début les battements étaient pleins mais sans résistance ; à une époque plus avancée et surtout après l'action des émeto-cathartiques, il devinrent mous et surtout moins fréquents.

Dans les deux cas qui se sont terminés par la mort, le pouls fut, vers la fin de la maladie, faible, inégal, irrégulier, tremblottant et très-rapide.

Je n'ai constaté que douze fois ce que les auteurs ont nommé le pouls dicrote *(Bis feriens)*.

B. AUSCULTATION DU CŒUR.

Dans la majorité des cas (35 fois), j'ai pu constater l'existence d'un bruit de souffle, dont le summum d'intensité avait lieu au niveau des orifices auriculo ventriculaires. Ce bruit non rapeux, suivait le premier bruit du cœur, se propageant de bas en haut du côté des vaisseaux du cou, où il me fut facile de saisir son retentissement à l'aide du stéthoscope.

Les auteurs classiques gardent tous le silence sur ce symptôme, soit qu'il leur ait échappé, soit qu'ils l'aient considéré comme peu important.

Frappé de la constance de son apparition, j'ai cherché à en trouver la meilleure interprétation possible, et je suis arrivé aux considérations suivantes :

Ce bruit de souffle me paraît devoir être la manifestation d'un appauvrissement du sang et pour moi est tout-à-fait semblable à celui que présentent les chlorotiques et les anémiques. Tout, dans la manière d'être antérieure des malades, semble accréditer cette idée.

Avant de présenter les phénomènes d'invasion de leur fièvre typhoïde, les sujets avaient été, pendant un temps assez long, soumis à l'influence de causes débilitantes, dont l'effet avait été la diminution de l'élément globulaire du sang. De là ces fatigues passagères, cet essoufflement que j'ai notés en décrivant les prodromes.

L'expérience nous montre tous les jours, que les individus soumis à l'influence des émanations marécageuses sont affaiblis avant l'apparition des accès ; je ne pense pas qu'il vienne à l'idée de contredire un fait pareil. Maintenant, comme il est démontré, que les influences paludéennes peuvent tantôt produire des fièvres d'accès, tantôt des dyssenteries et des fièvres typhoïdes, il est naturel de penser qu'elles impriment à ces diverses maladies un cachet commun d'anémie.

Tout en signalant cet effet des miasmes, nous sommes

arrêtés, dès qu'il s'agit de déterminer leur mode d'action; que leur effet ait lieu, parce qu'ils détruisent l'équilibre qui doit exister entre le système cérébro spinal et le système sympatique, comme on l'a prétendu, vu qu'il se produit, par une toute autre cause, nous ne nous en occuperons pas, la solution de ce problème intéressant fort peu la pratique.

Il n'en est pas de même pour les autres causes, que d'un commun accord les auteurs assignent à la maladie dont il s'agit, et l'on se fait une idée juste de la manière dont elles se comportent, à l'égard de l'économie pour l'affaiblir.

L'alimentation insuffisante, la privation de soleil, le séjour dans un lieu humide, les peines morales, etc., agissent dans le même sens que les pertes de sang; seulement pour produire les mêmes effets leur action doit être soutenue plus ou moins longtemps.

Les hémorrhagies produisent directement l'anémie en soustrayant une quantité de sang nécessaire à l'intégrité des actes fonctionnels.

Les causes du second ordre, arrivent au même but en s'opposant à la réparation nécessaire qui doit faire face à la nutrition de nos organes. Je suis loin de prétendre que toutes les fois qu'elles existeront pour un individu, elles devront engendrer une fièvre typhoïde, car il faut qu'à leur concours, vienne se joindre celui d'une cause particulière, qui nous échappe et qui imprime à la maladie sa physionomie propre.

Cette cause est hors du sujet, ou dépend de son

organisation particulière; toujours est-il, que sa trace jusqu'à présent reste profondément enfouie.

Ce n'est pas sans but que j'ai développé les considérations qui précèdent, car la proposition, qui pour moi en résulte, est de la plus haute importance, et peut-être ainsi formulée: presque tout individu, qui contracte une fièvre typhoïde, est depuis un certain temps anémique.

Je répondrai d'avance à une objection que l'on pourrait me faire : comment constater si ce bruit de souffle qui dénote l'état d'appauvrissement du sang, existe depuis un certain temps ou s'il n'arrive qu'avec le mouvement fébrile dont il est alors l'effet?

Dans le but de résoudre ce problême ; je me suis livré à d'actives recherches.

Dans plusieurs maisons, dont un des habitants était déjà malade, plusieurs autres se plaignaient de lassitude, d'essoufflement, etc., sans qu'il existât la moindre fièvre; je les auscultai et pus constater un bruit de souffle très-apparent; quelque temps après ces individus s'alitaient à leur tour, présentant tous les symptômes de la maladie confirmée.

Il est bon de noter que quelque temps auparavant, leur santé était parfaite, et que la plupart jouissaient d'une excellente constitution.

J'admettrai néanmoins, qu'une fièvre typhoïde puisse exister sans être précédée et accompagnée de cette anémie, en insistant toutefois sur le rôle important qu'elle a joué dans la plupart des cas soumis à mon observation.

Le fait suivant vient corroborer l'opinion que je soutiens.

Toutes les femmes de ma série de malades ont eu leurs règles irrégulières aux deux ou trois époques qui ont précédé l'invasion de leur fièvre typhoïde. Chez les unes, l'irrégularité se traduisit par une diminution notable de la quantité de sang perdu, chez le plus grand nombre par une décoloration manifeste de ce liquide; enfin chez trois d'entr'elles par une absence complète d'évacuation. Il est bon d'ajouter qu'avant, ces femmes étaient parfaitement réglées.

PHÉNOMÈNES NERVEUX.

Les manifestations du côté du système nerveux ont été des plus simples. La céphalalgie s'est montrée le symptôme le plus saillant et le plus constant. Comme j'en ai parlé à propos du début, je ne reviendrai pas sur ses caractères; je dirai toutefois qu'elle n'a guère persisté que pendant les huit ou dix premiers jours.

Tous les malades se sont plaint de vertiges d'éblouissements, de bourdonnements d'oreilles, aucun n'a contracté une surdité complète.

Tous ont présenté une assez grande prostration, une stupeur plus ou moins prononcée, mais dont j'ai pu trouver les traces dans les cas les plus légers.

L'intelligence fut obtuse et les réponses lentes; quelques-uns ont eu de la somnolence, aucun un coma véritable.

Des rêves pénibles et quelquefois un véritable cauchemar interrompirent le sommeil. Je n'ai remarqué du délire que dans deux cas.

Vingt-six malades ont éprouvé de légers tressaillements musculaires, des soubresauts de tendons. Les deux qui sont morts ont eu un tremblement des lèvres et de la langue, et de plus, un certain degré de paralysie du pharynx, qui rendit très-difficile la déglutition des divers liquides employés dans le traitement.

ORGANES RESPIRATOIRES.

Les complications bronchiques ont été rares et le plus souvent ont consisté en une toux peu fréquente, en une légère oppression. L'auscultation du thorax révéla l'existence de rales sibilants et ronflants, et dans un ou deux cas seulement un bruit de souffle pneumonique.

ETAT DE LA PEAU.

Les taches lenticulaires n'ont manqué dans aucun des cas, mais elles ont été, en général, très-peu nombreuses et d'une très-courte durée. Dans dix cas j'ai observé plusieurs éruptions successives coïncidant avec une aggravation des symptômes.

Chez une jeune malade, l'éruption a été presque générale, et l'on trouva des taches, non-seulement sur l'abdomen et le tronc, mais encore sur les membres. Les sudamina ont manqué dans tous les cas.

Au début, la peau présenta une chaleur mordicante, donnant au toucher une sensation pénible. A la fin du deuxième septenaire, elle devint sèche, légèrement terreuse, puis à l'approche de la convalescence, s'humidifia.

Le contact des matières et de l'urine causa de légères excoriations. Chez un des deux malades, qui ont succombé, il survint une gangrène assez étendue de la région sacrée et de la peau qui recouvre les grands trochanters.

Traitement.

Quand on étudie, dans les auteurs, les moyens proposés contre la fièvre typhoïde, on est frappé de leur différence et rien n'est plus difficile que d'apprécier à leur juste valeur ces mêmes ressources thérapeutiques, chaque médecin, fournissant à l'appui de sa pratique des résultats numériques qui semblent faire pencher la balance en sa faveur.

Malgré le peu de connaissances positives que l'on a sur la nature de la dothinenterie, chaque nosographe a voulu la traiter d'après des idées spéculatives sur ses causes premières.

Ainsi les uns, la rangeant dans le cadre des affections inflammatoires, ont préconisé contre elle toute la série des moyens antiphlogistiques, et ont placé la saignée générale et locale à la tête de leurs moyens curatifs.

D'autres, la faisant provenir d'une altération du fluide biliaire, ont eu recours aux purgatifs, et leur choix a porté sur divers agents de cette classe de médicaments.

D'autres encore, s'attachant à combattre certains symptômes, qui apparaissent comme les plus saillants (prostration adynamie), ont donné la préférence aux toniques (quinquina vin).

Le plus grand nombre enfin, sans se mettre en peine de la nature de la maladie, a institué un traitement mixte propre à combattre successivement chacun des symptômes. Dans ce cas, rien de régulier, rien de prévu d'avance ; ils semblent avoir admis pour devise ces vers du poëte :

Et quoniam variant morbi, variabimus artes ;
Mille muli species, mille salutis erunt.

Ce que l'on est convenu de qualifier d'état inflammatoire, domine-t-il au début, ils le combattent par les saignées; sauf à recourir plus tard aux purgatifs et aux toniques, si les premières voies viennent à s'embarrasser, ou si le sujet tombe dans l'adynamie.

On concevra aisément, quel doit être l'embarras du praticien, quand il s'agit d'acquérir une notion certaine sur la valeur intrinsèque de chacune de ces méthodes.

Sa propre observation lui fournira bien plus de matériaux propres à l'aider dans une solution pareille, que la lecture des livres classiques et la constatation des résultats statistiques, que chacun a publié pour prouver l'excellence de ses moyens.

Voici donc quelques résultats auxquels je suis arrivé :

Je crois, d'abord, qu'il serait aussi déraisonnable au médecin d'adopter une méthode unique de traitement, applicable à tous les lieux, à tous les sujets, qu'il le serait pour l'agriculteur, d'appliquer les mêmes agents à l'amendement de ses terres. Tel sol réclame de l'argile pour acquérir plus de consistance, tel autre veut de la chaux pour devenir plus friable. C'est ici, qu'il faut toujours avoir présent à la mémoire ce précepte d'Hipocrate :

Considerare morbos oportet qualiter et quibus,
Quas formas habeant, in qua loca versi sint.

Ce conseil doit être pris par nous en grande considération quand il s'agit d'instituer le traitement d'une maladie où la prédominance de certains symptômes constituent des manières d'être, que l'on regarde comme autant de formes distinctes. Privés des lumières de l'anatomie pathologique, et ignorant, par conséquent, que toutes ces formes avaient un lien commun, des altérations anatomiques semblables, les anciens auteurs en faisaient autant d'entités morbides, connues sous les noms de fièvre maligne, putride, ataxique, adynamique, etc. Les découvertes faites au moyen du scalpel, ont détruit cet encombrement, et l'on sait que ces diverses manières d'être ne sont que des variations d'une maladie unique, anatomiquement caractérisée par une altération spéciale des glandes de l'intestin grêle.

Il n'est pas besoin des enseignements d'une longue pratique pour être convaincu que ces formes ne sont bien distinctes que dans les livres, mais qu'au lit du malade elles se confondent et se succèdent le plus souvent.

Toutefois, il résulte de mes observations, que dans notre pays la forme inflammatoire est la plus rare, et que l'adynamie plus ou moins grande, précédée de symptômes bilieux, caractérise la maladie dans presque tous les cas. C'est pourquoi je n'accorde qu'une confiance très-limitée aux émissions sanguines tant locales que générales, et je suis, à cela, poussé par deux raisons : la première, c'est qu'en relisant les observations que j'ai recueillies dans les hôpitaux de Paris, je ne trouve aucun cas où la saignée ait manifestement diminué cet état inflammatoire, ou seulement abrégé le temps de sa durée ; au contraire, je vois que pour ceux chez lesquels en avait usé, la convalescence a été longue et les sujets longtemps anémiques.

La seconde raison, c'est que j'adopte complètement l'opinion de Baillou, qui admet que la majorité des maladies des gens de la campagne, présente le caractère asthénique, et qu'il faut, avec eux, être excessivement sobre des émissions sanguines, même dans les cas d'inflammation franche.

Ma pratique, quoiqu'encore bien jeune, m'a démontré la vérité de ce fait, et j'ai complètement obéi à son impulsion.

Je suis encore détourné des émissions sanguines, par l'existence de ce bruit de souffle dont j'ai parlé à propos des symptômes, et qui, pour moi, n'est que l'expression d'un appauvrissement du sang.

L'on pourra bien me dire que malgré leur état anémique, l'on est quelquefois obligé de saigner certains sujets atteints de maladies inflammatoires. Je répondrai que d'abord on est obligé de le faire avec beaucoup de réserve, et que, de plus, la fièvre typhoïde n'a d'autre analogie avec l'inflammation, qu'une décevante apparence, et que parconséquent elle n'exige pas les mêmes moyens.

J'espère que l'on ne taxera pas de systématique mon opposition au traitement antiphlogistique, puis j'appuie, j'espère, mes répugnances de raisons péremptoires.

J'ai, nombre de fois, constaté que des sangsues appliquées derrière les oreilles dans le but de combattre une forte céphalalgie, n'arrivaient que peu ou point au résultat que l'on se proposait.

Il n'est pas déraisonnable de penser que cette céphalalgie est moins produite par une congestion qui exigerait alors la déplétion des vaisseaux les plus voisins du cerveau, que par une véritable névralgie, semblable à celle qui est si souvent sympathique d'une altération ou d'une souffrance des organes abdominaux. L'indigestion, l'embarras gastrique s'accompagnent le plus souvent d'une douleur de tête violente, et il ne vient à personne l'idée de combattre ce symptôme par les évacuations sanguines.

Je ne prétends pas, d'ailleurs, proscrire la saignée dans tous les cas, car il en est certains, où en raison de certaines complications, on est obligé d'y recourir. Ce que je soutiens, c'est que loin d'y avoir recours chez tous les malades pour peu qu'ils soient un peu rouges et que la fièvre soit intense, il faut n'en user que très-rarement et sous l'impulsion d'une absolue nécessité.

PURGATIFS.

J'ai dit plus haut, que les auteurs qui avaient préconisé ces agents, regardaient la fièvre typhoïde, comme produite par une altération de la bile.

Les raisons données en faveur de cette opinion, ne sont pas assez bonnes pour qu'on puisse l'admettre avant plus complète démonstration. Quoiqu'il en soit, les essais faits sur les purgatifs, sans idée préconçue, ont démontré, que leurs résultats sont favorables, et aujourd'hui la méthode purgative est celle qui compte le plus d'adhérents.

Toutes les fièvres typhoïdes, que j'ai observées cet automne, se compliquaient au début d'un état bilieux qui a été avantageusement combattu par les préparations salines de soude et de magnésie. Voilà quelles opinions je me suis formées de leur action : au début elles débarrassent l'estomac et l'intestin des matières qui peuvent y séjourner, et qui y sont une cause d'irritation. Elles favorisent l'issue d'une certaine quantité de bile sécrétée sans emploi, le malade ne mangeant rien, en diminuent la congestion hépatique. Plus tard, quand les ulcérations sont formées, elles servent à laver, à déterger les surfaces malades, à dégager l'intestin des mucosités qui l'obstruent et que l'on retrouve dans la matière des selles. Cette action est analogue à celle du lavage des plaies extérieures, quand elles sont sanieuses et de mauvaise nature.

Ces réflexions m'ont guidé dans le choix des substances purgatives. Je n'ai jamais employé que celles qui, donnant lieu à cinq ou six garde-robes, pouvaient produire ce résultat sans irriter l'intestin, (cathartiques).

Dans le cours de la maladie je suis revenu jusqu'à trois et quatre fois à leur emploi, pour faire cesser le météorisme et produire de nouvelles évacuations.

C'est dans le même but, que dans quelques cas j'ai administré les lavements purgatifs.

Le tartre stibié donné à la dose de 0,10 centigr. associé à 20 gr. de sulfate de soude ayant produit l'expulsion des entozoaires, je n'ai donc pas songé à administrer les substances spécialement vermifuges.

TONIQUES.

D'après mes idées sur la nature de la maladie, j'ai considéré les toniques comme les agents les plus importants de ma thérapeutique. Toutefois, je ne les ai jamais employés dès le début, mais seulement après les cinq ou six premiers jours, lorsque les voies digestives avaient subi l'action d'un vomi purgatif.

Dans aucun cas je n'ai remarqué que la fièvre fut augmentée et que la réaction fut plus vive, au contraire, j'ai toujours vu après deux ou trois jours, le pouls se ralentir, la prostration devenir moins forte, en un mot, la maladie subir une amélioration notable.

Je ne me suis pas contenté de l'usage du quinquina ; j'ai administré les toniques analeptiques, et parmi les préparations ferrugineuses, j'ai donné la préférence au sous-carbonate de fer, comme étant plus facilement supporté par l'estomac. Ces agents ont été très-rarement employés dans cette maladie, si même ils l'ont été ; et si une circonstance peut excuser cette innovation dans le traitement d'une maladie pareille, c'est le succès que j'en ai obtenu, traduit, d'abord, par le peu de durée de la maladie ainsi traitée, le prompt retour des forces et surtout le petit nombre des terminaisons funestes.

Chaque jour la dose du sel ferrugineux a été d'au moins un gramme, administré sous forme de poudre associée à de l'extrait sec de quinquina, et dans quelques cas, à du sous-nitrate de bismuth.

Telle est la base du traitement que j'ai employé.

Je crois utile d'en donner pour mémoire une formule générale.

Au début, administration d'un émito-cathartique (tartre stibié 0,10 centigrammes; sulfate de soude 30 grammes) en solution dans un pot de bouillon d'herbes, et pris par verre de quart d'heure en quart d'heure, en même temps fomentations sur le ventre au moyen d'un linge de laine plié en plusieurs doubles et fortement imbibé d'une décoction de racine de guimauve. Ces fomentations doivent être continuées jusqu'à la convalescence. Le même jour deux ou trois lavements huileux, également répétés pendant tout le cours de la maladie.

Pour diminuer la céphalalgie, j'ai employé avec succès divers moyens : 1° sinapismes promenés sur les membres inférieurs; 2° applications sur le front d'eau sédative ou frictions avec l'huile chloroformée, etc.

Le troisième jour si les symptômes gastriques n'ont pas cédé, administration de deux verres d'eau de sedlitz, moyen que l'on peut renouveler jusqu'à la convalescence à différents intervalles.

Au cinquième ou sixième jour, usage des toniques en poudre, en potion ou en pilules.

En examinant chaque jour les selles rendues, on arrive à constater si le fer a été digéré. Dans les cas où il n'est pas supporté par les malades, ou bien il cause des nausées et provoque des vomissements ; ou bien il traverse les intestins, en y causant de fréquents borborygmes et on le trouve presqu'intégralement mêlé avec les matières sous la forme d'une poudre noirâtre (sulfure ou oxyde). Il faut alors ne pas persister dans son emploi, ou réduire de beaucoup la quantité administrée.

Alimentation.

Pendant toute la durée du traitement j'ai pu permettre l'usage de bouillon léger ; mais je crois que jusqu'à la complète cessation de la fièvre, et surtout jusqu'à ce que le ventre soit parfaitement indolent, il faut proscrire toute espèce d'alimentation plus substantielle. C'est pour s'être écartés de cette règle, que quelques-uns de mes malades ont éprouvé de légères rechutes, caractérisées par une reprise de la fièvre, la réapparition de taches nouvelles et une exaspération de tous les symptômes. Il ne faut pas oublier que l'estomac et les intestins ont perdu presque complètement leur activité fonctionnelle, et, que vouloir leur confier l'élaboration de substances plus ou moins difficiles à digérer, c'est s'exposer à produire des indigestions qui peuvent avoir les résultats les plus funestes.

Sur les quarante sujets dont les observations m'ont fourni les matériaux de cette notice, deux seulement sont morts. Ce résultat ne laisse pas d'être satisfaisant si l'on considère que la plupart des statistiques donnent la proportion de un décès pour dix cas.

Peut-être m'objectera-t-on que je n'ai eu à traiter que des cas légers, et qui seraient restés tels indépendamment de tout traitement. Je répondrai qu'en effet ma série de malades n'est peut-être pas assez nombreuse, pour qu'on puisse établir aucun argument positif, mais que cependant, j'ai tout lieu d'espérer que le traitement ferrugineux a été pour beaucoup, dans le peu de durée de la maladie (15 à 25 jours), dans le prompt retour des forces et les progrès rapides de la convalescence.

Dans tous les cas j'ai vu l'appétit renaître subitement, les forces croître d'une manière assez rapide, pour permettre au malade de quitter le lit après deux ou trois jours d'apyrexie. Ceci n'arrive pas à la suite du traitement par les saignées, qui rend les malades pour longtemps extrêmement faibles.

Contagion, Préservation.

La question de la contagion dans la fièvre typhoïde a donné lieu aux plus nombreuses controverses. La variété des opinions sur cette question tient, je crois, à la différence des lieux où ont pratiqué les médecins, qui en ont fait le sujet de leur étude.

Dans les grandes villes, en effet, où les malades sont pour ainsi dire isolés, il est de la plus grande difficulté de suivre la contagion pas à pas, même pour les maladies dont la propriété de se communiquer par contact, ne fait aucun doute.

Il en est tout autrement dans les campagnes et les petites villes, où la contagion est pour ainsi dire évidente. Je pourrais citer à l'appui de ce fait un grand nombre de preuves, je me contenterai d'une seule.

Une jeune fille de la Grande Paroisse contracta pendant le mois de novembre une fièvre typhoïde. Comme elle était domestique, elle préféra se faire soigner chez ses parents, et vint au domaine du Lard, où ils habitaient. Quelque temps après son entrée dans la maison, celle de ses sœurs qui la soignait plus spécialement, fut prise à son tour, et successivement cinq enfants s'alitèrent en présentant les symptômes de la même maladie.

Ce fait a d'autant plus de valeur que cette petite épidémie fut tout-à-fait circonscrite et limitée à cette seule habitation.

Il y a une très-grande différence entre la propriété contagieuse de la fièvre typhoïde et celle de la petite-vérole par exemple ; cette dernière se communique à la suite d'un contact immédiat, tandis que la première plutôt infectueuse, se transmet par voie miasmatique.

Voyons maintenant s'il est des moyens de préservation et quelle est leur nature ?

Faire connaître un ennemi, c'est presqu'indiquer les moyens de se préserver de ses atteintes ; aussi je pourrais me contenter de l'exposition que j'ai faite des causes probables de la maladie. J'entrerai, néanmoins, dans quelques détails, tant je suis persuadé que l'on ne saurait trop répéter certaines choses utiles.

Je ne dirai rien de la préservation éloignée ; ce serait vouloir toucher aux matières les plus longues de l'hygiène publique. Je ne veux parler que de la préservation prochaine : de celle qui peut encore avoir lieu quand l'épidémie est déclarée. D'ailleurs, vouloir amener les gens de la campagne à rompre en visière avec certaines routines, à se dépouiller de préjugés ancrés dans leur esprit, ce serait une chose impossible. Tout ce qui ne tombe pas sous les sens est regardé par eux comme purement imaginaire, et vouloir leur faire accepter que les creux de fumier dégagent de l'acide ulmique et une grande quantité d'ammoniaque, qui vicient l'air, est tout aussi difficile que de leur ôter la persuasion qu'avec certaines prières ou pratiques plus ou moins entourées de mystères, certains guérisseurs opèrent de véritables miracles.

C'est à chaque administration municipale à veiller à ces intérêts d'hygiène locale, à heurter et à vaincre la routine pour parvenir à une amélioration nécessaire.

Venons donc à la préservation prochaine. Quand une épidémie de fièvre typhoïde est déclarée dans un pays, il faut que les habitants fassent usage d'une nourriture substantielle, de bonne qualité; qu'ils soient chaudement vêtus, si l'épidémie a lieu pendant la saison froide et humide. Les habitations doivent être maintenues dans un état de propreté rigoureuse et on doit autant que possible en favoriser la fréquente aération.

Dans les pays marécageux, on doit éviter de travailler au dehors, avant et après le coucher du soleil.

Dans les maisons, dont un ou plusieurs habitants seront atteints par la maladie, bien loin de tenir exactement closes les pièces où ils seront alités pour maintenir autour d'eux une grande chaleur, il faut favoriser les courants d'air en évitant qu'ils y soient directement exposés ; en outre, on pourra pour désinfecter la pièce et détruire les miasmes, soit brûler sur des charbons des plantes aromatiques, du vinaigre, du sucre, etc., ou bien répandre sur le sol quelques grammes de chlorure de chaux.

On doit entretenir une très-grande propreté autour du malade et veiller à ce que les matières qu'il fait, ne séjournent pas auprès de lui. Il est hors de doute pour tous les médecins que les matières rendues par un individu atteint de dyssenterie sont très-souvent la cause de l'extension de la maladie à d'autres sujets, et il n'est pas impossible qu'il en soit de même pour les matières fournies par un intestin criblé d'ulcérations dothinentériques.

Enfin les individus qui malgré toutes ces précautions

se sentiront faibles, courbaturés, mal à l'aise, pourront faire usage de vin de quinquina ou de préparations ferrugineuses et je ne doute pas, qu'en suivant ces règles, un grand nombre parviennent à se sauvegarder d'une maladie longue et pleine de dangers. En pareil cas l'hygiène est une véritable armure, qui, si elle ne préserve pas sûrement des blessures, du moins s'oppose à ce qu'elles soient profondes et dangereuses.

Je terminerai par cette recommandation de ne négliger aucun des moyens précédents, qui sont surtout puissants par leur liaison, quand séparés, ils n'ont qu'une valeur très limitée.

Et quæ non possunt singula, multa juvant.

BIBLIOTHÈQUE IMPÉRIALE IMPR.

www.ingramcontent.com/pod-product-compliance
Ingram Content Group UK Ltd.
Pitfield, Milton Keynes, MK11 3LW, UK
UKHW012115240726
13965UKWH00004B/1779